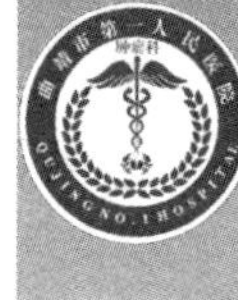
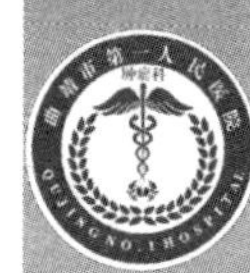

护理查对

标准操作规范运用实践

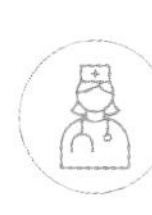
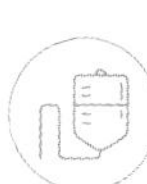
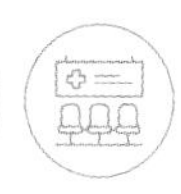
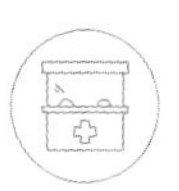

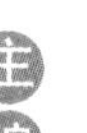
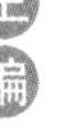
主编

张　超　阳桃鲜　岳　军

YNK 云南科技出版社

·昆　明·

图书在版编目（CIP）数据

护理查对标准操作规范运用实践 / 张超，阳桃鲜，岳军主编 . -- 昆明：云南科技出版社，2023.11

ISBN 978-7-5587-5165-3

Ⅰ . ①护… Ⅱ . ①张… ②阳… ③岳… Ⅲ . ①护理—技术操作规程 Ⅳ . ① R472-65

中国国家版本馆 CIP 数据核字 (2023) 第 214645 号

护理查对标准操作规范运用实践

HULI CHADUI BIAOZHUN CAOZUO GUIFAN YUNYONG SHIJIAN

张　超　阳桃鲜　岳　军　主编

出 版 人：温　翔
策　　划：李　非
责任编辑：李凌雁　杨梦月
责任校对：秦永红
责任印制：蒋丽芬

书　　号：ISBN 978-7-5587-5165-3
印　　刷：云南金伦云印实业股份有限公司
开　　本：889mm×1194mm　1/32
印　　张：1.75
字　　数：51 千字
版　　次：2023 年 11 月第 1 版
印　　次：2023 年 11 月第 1 次印刷
定　　价：28.00 元

出版发行：云南科技出版社
地　　址：昆明市环城西路 609 号
电　　话：0871-64190973

编委会

作者简介

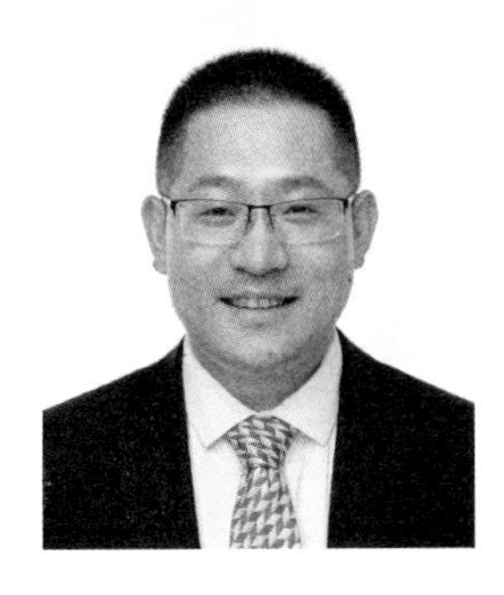

张超　曲靖市第一人民医院院长助理，肿瘤科党支部书记/科主任，副主任医师。兼任曲靖市医学会肿瘤专业委员会主任委员、中华结直肠癌MDT联盟云南分盟曲靖分会副主任委员、云南省抗癌协会肿瘤消融第一届副主任委员、曲靖市医学会科研与教学专业委员会副主任委员、中国抗癌协会肿瘤热疗专业委员会头颈肿瘤热疗专业委员会第一届常委、云南省医师协会肿瘤转化医学医师分会委员会常委、云南省肿瘤姑息专业委员会常委、云南省肿瘤转化专业委员会常委。

从事临床工作15年，其中从事医院管理工作6年，擅长泌尿系统肿瘤的综合治疗、肿瘤的微创治疗。近年来，负责曲靖市第一人民医院国家药物临床试验基地申报工作，多次参与三级甲等医院申报工作并通过评审；负责师宗县人民医院二级甲等医院验收。重视专业发展，带领各专业申报并通过了多个重点专科建设项目，其中肿瘤科获得国家级临床重点专科建设项目。主持科研项目1项，参与国家自然科学基金1项、省级项目2项、院级项目5项。获得云南省卫生科技成果进步三等奖1项；曲靖市科技成果进步二等奖1项、三等奖1项；获曲靖市科技成果进步一等奖1项。发表多篇论文，其中SCI收录5篇。

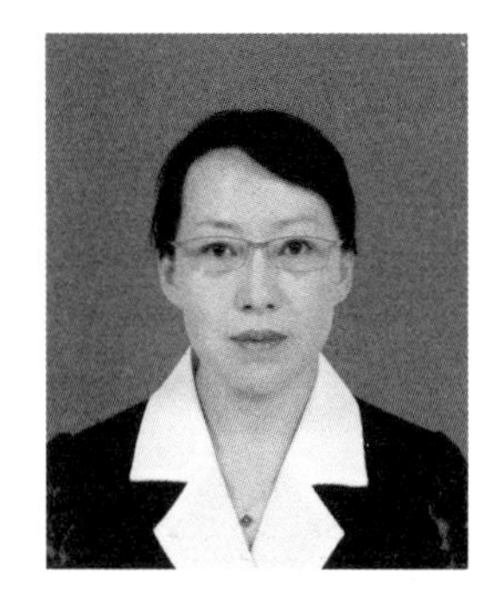

阳桃鲜　曲靖市第一人民医院护理部主任，主任护师。兼任云南省医院协会医疗质量专业委员会第二届委员会委员、云南省医院协会品质管理联盟第一届盟员、云南省老年护理协会常务理事、曲靖市护理学会常务理事、曲靖市护理质控中心主任、曲靖市护理学会第一届重症护理专业委员会副主任委员。

从事护理工作18年，致力于护理专业建设与护理质量持续改进。近年来，组织推行PDCA、QCC、RCA、6S等质量改进项目，成效明显，所带领的团队获全国、全省质量改进奖励20余次。主持完成科研项目8项，分别获曲靖市科技进步二等奖、三等奖；担任主编、副主编出版专著5本、参编出版专著3本，发表专业论文20余篇。

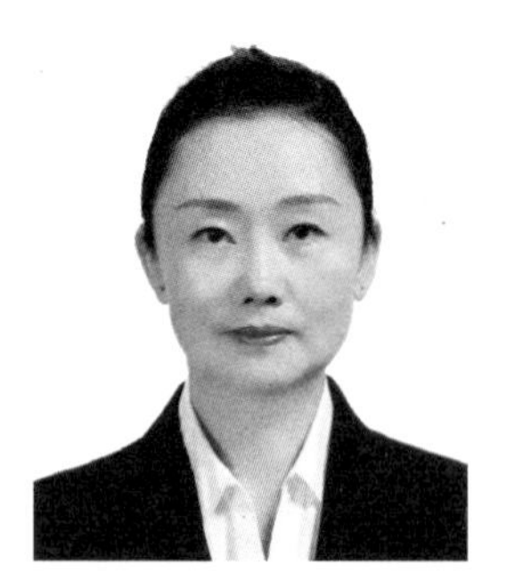

岳军　曲靖市第一人民医院肿瘤科护士长，副主任护师。兼任云南省抗癌协会癌症康复与姑息治疗专业委员会护理学组第一届副组长、云南省抗癌协会肿瘤护理专业委员会委员、云南省护理学会第十一届安宁疗护专业委员会委员、急诊急救护理专业委员会副主任委员、云南省护理学会第十一届灾害护理专业委员会委员。

从事护理工作31年，熟练掌握肿瘤专科疾病护理知识，多次参加危重患者的抢救，临床护理经验丰富，能解决本专业疑难问题，承担重症护理、临床实习进修带教工作，进一步推进肿瘤专科培训基地工作开展。主持完成科研项目1项，获得发明专利4项，发表国家级期刊论文数篇。

序

护理质量是医院管理的重要组成部分，质量改进是事业发展的基本动力，是品质管理的源头活水。要构建优质、高效、安全、便捷的护理质量体系，打造“精、深、细、准”的护理服务模式，“知”是基础和前提，“行”是重点和关键；打破固有思维定式，融入创新思想和行为，既解决认识提高问题，又解决行动自觉问题。

曲靖市第一人民医院护理团队为促进患者健康做出了卓越贡献，肿瘤科的每一位护理人员都在自己的岗位上“深耕”，将“知识、技巧和意愿”相结合，用智慧、努力和创新践行着“惠民泽世、仁德济滇”的核心价值。“思危所以求安，虑退所以能进，惧乱所以保治，戒亡所以获存”，查对制度的落实只有“全”或“无”，差错发生了就无法再挽回，所以预防优于改错。日常工作中，我们关注的不是落实了多少查对，更多的是有多少应该查对的环节没有进行有效落实。

出版《护理查对标准操作规范运用实践》，本着立常规、抓质量、促发展的目的，把查对制度的落实标准化、可视化、模板化，旨在提升“愿为”的思想觉悟，增强“善为”的实际本领，激发“有为”的内生动力，从经验向科学化、精益化查对转型，减少查对落实的漏洞，提升查对精准度。

本书的出版，正值曲靖市第一人民医院肿瘤科建科24年，且获评国家临床重点专科之际，承载了肿瘤护理团队对前辈创业的感恩、对惠滇精神的传承、对社会责任的担当。肿瘤患者是一个特殊的群体，他（她）们所承受的躯体痛苦、心理压力，与短期住院治疗即可康复的患者不能相提并论。因此，我们想要提供高质量的护理服务，摒弃因护理不到位而导致的雪上加霜，想要在琐碎的日常工作中，腾出时间和精力，培养有人文情怀的护士，开展有人文温度的护理，打造响亮的护理品牌。

衷心希望此书能为肿瘤护理同仁提供参考，为提高护理质量、保障患者安全、推动肿瘤护理发展作出贡献。

书中存在的缺陷和不足，恳请读者谅解，欢迎同仁批评指正。

张 超

前 言

查对制度落实的好坏是影响护理差错事故发生率高低的一个重要因素，也是衡量护士履行职责的一把尺子。现有的“三查八对”制度是护理工作中的核心制度之一，但已不能完全满足当前形势下临床正确查对、确保患者安全的需求。为确保患者安全，提升护理质量，笔者结合曲靖市第一人民医院目前的信息化水平，针对护理工作中最常见的操作问题编写了标准化作业书，试图达成操作的标准化。

全书分为三章：第一章，概述部分追溯了查对制度的渊源和医院信息系统及智慧护理的发展，阐释了查对制度的重要性及信息化时代下查对制度的不足，以及基于信息水平，利用新系统、智能设备等重新构建护理流程并形成新的操作规范的必要性，具有一定的前瞻性和创新性。第二章从标准操作规范（SOP）的内在特征、5W1H要素及建立揭秘了标准操作规范的内涵。第三章则结合曲靖市第一人民医院信息化水平，针对护理工作中最常见的操作问题——口服药发放、静脉输液、静脉输血编写了标准化作业书，流程清晰、职责明确，实用性、操作性强，易于推广运用，既适用于各级医疗机构的临床护理人员，也便于实习生、新入职人员快速地熟悉临床实践工作。

本书编者在深入临床实践之余，怀揣着对护理事业的满腔热忱与远大理想，聚护理团队之力，将护理工作中的浅粗思考与点滴经验呈现给同行，旨在抛砖引玉，浅薄及不足之处敬请同行指正。

编　者

目　录

第一章　概　述

第一节　查对制度

患者安全是当今国际社会最为关注的医疗卫生议题之一，世界卫生组织（World Health Organization，WHO）2017 年发布了第三个全球患者安全项目（Patient Safety Challenge）用药安全（Medication Without Harm）。这项挑战旨在减少因不安全用药实践引起的药物相关的伤害，它通过完善系统以减少错误用药和药物相关伤害，并计划于 5 年内使全球范围内严重的、可避免的药物伤害降低 50%[1]。然而，给药错误，尤其是护士给药环节错误发生率高，上报率低，严重影响患者安全和医疗护理质量，给药差错在医院不良事件的发生中高居首位，不但威胁到患者的安全，还可能给患者造成永久性伤害甚至死亡，而查对制度是保障患者用药安全的首要措施[2]。目前，临床护理工作中对患者的查对存在不准确性，如同名、床位的更改、患者意识障碍等，加上护士查对工作量大，人为出错的概率较大[3]。据统计，目前美国医疗差错已成为第 8 位致死原因，每年因医疗差错致死人数在 4.4 万 ~ 9.8 万，导致经济损失高达 35 亿美元。中华医院管理学会对我国 326 所医院调查显示，在医疗纠纷中因“三查八对”执行错误而引发的差错占 45.7%，因此降低临床护理差错率及不良事件率成为临床护理工作的重中之重[4~6]。

护士是各项给药措施的直接执行者，护理查对是确保护理安全和护理质量最重要的手段之一[7~9]。查对制度落实的好坏是影响护理差错事故发生率高低的一个重要因素，也是衡量护士履行职责的一把尺子。虽然人人知晓查对制度，但在实际操作过程中，却常常发生查对项目丢失或者查对工作偷工减料等现象。近年来，因查对制度执行不力导致的护理差错时有发生[10]，其中给药差错在护理差错中高达74.4%~89.7%[11]，而给药差错事件又常常发生在信息查对这一环节[12，13]。据2020年全球数据统计，因护理人员查对制度执行不力的用药错误仍较为普遍，美国发生率为24.7%，英国为22.2%，中国为18.36%。其实无论在国内还是国外，对查对制度的落实都极为重视，美国国家质量论坛公布了30项关于患者安全的实践问题，其中包含多条查对问题；英国也对查对制度进行了明确的要求，比如规定在儿科必须实施给药时双人核对[14，15]。国际上，患者安全的首要目标即是准确确认患者身份，因此各级医院均有相关的制度与程序保障[16]。

在国内，中国医院协会患者安全目标（2019版）中提出严格执行查对制度，确保对正确的患者实施正确的操作和治疗是安全目标的第一目标[17，18]。20世纪50年代，护理前辈黎秀芳创立了主要针对患者服药、注射和静脉输液的护理查对制度，即“三查七对”制度，“三查”即服药、注射及治疗的前、中、后各查对一次；“七对”即对床号、姓名、药名、剂量、浓度、时间、用法进行查对。“三查七对”在西北军区总医院试行成功后很快在全国推广，并沿用至今，是目前我国护理工作的主要制度之一。近年来，随着查对的发展，提出了“三查八对”，即在原来“三查七对”的基础上，增加了“有效期”的查对[19，20]。

国内外学者关于查对制度落实做了大量研究，赵丽、孙峥等[21]指出，国际上，患者安全的首要目标即是准确确认患者身份，因此各级医院均有相关的制度与程序保障。制度和程序中明确提出应至少使用两种确认患者身份的方法，如姓名、身份证号、出生日期等，这也是“三查七对”原则的由来。但“三查七对”这一概念相对笼统，在临床一线工作中，有近百种患者身份识别的护理场景或护理行为，没有具体指导细则就无法予以一一规范。国内部分医院采用“核对患者病床号和姓名”的方式对患者身份进行识别，这显然存在片面性。

唐纳森（Donaldson）[22]认为护士查对制度落实的质量是影响给药错误发生率的重要因素。究其原因，一方面是护理人员思维定势，认为自己工作经验多，过于相信自己的经验判断，轻视查对制度，执行查对流程简单化。另一方面是在许多医院，大部分刚参加工作的护士对查对制度作为护理核心制度的内涵理解不透彻，不能预见各种潜在的隐患及后果，出现查对脱节等现象[23]。

扎伊德阿尔苏拉米（Zayed Alsulami）[24]指出即使在给药过程中实施了双人查对，但对药物浓度、剂量、药物滴速和使用方法的查对仍不重视。王秀兰等[25]指出查对制度执行不严格的原因之一则为查对制度流于形式。贾云霞等[26]将“三查七对”改良为“三查七对两确认”，要求护理人员在给患儿进行输液操作时在“三查七对”的基础上增加患儿家长确认患儿姓名和用药流程，提高护理查对执行正确率。张翠姣等[27]认为原有查对流程对如何精准查对、查对哪些重点细节没有进行明确规定，查对项目不完整导致了护理差错的发生。通过头脑风暴，她们修订出标准化床边查对流程，将床边查对分为“一查、二问、三对、四重复”四大步，发现标准化床边查对流程明显降低了查对护理差错发生率。

史婷奇、刘莉则明确指出[28]：第一，“三查”所对应的时间节点，大家理解不尽相同。教科书规定为“操作前、中、后”，也有文献理解为“备药前、中、后”，针对不同的操作，“三查”的时间节点应做具体规范。第二，“七对”既包含了身份识别信息（床号、姓名），又包含了项目识别信息（药名、浓度、剂量、时间、用法），到底身份识别与项目识别信息在哪些时间节点分别执行，还是所有识别信息在三个时间节点都必须执行，“三查七对”中未做明确说明，因此护士的理解千差万别，执行也五花八门。第三，“三查七对”对某些重要的细节缺乏规定，例如核对患者的姓名方式、使用腕带的患者如何正确核对，从而导致护理人员对核对流程的认知存在不足。最后，并非所有护理行为都必须严格执行“三查”的核对频次，否则即是浪费人力，在紧急情况下甚至有可能耽误抢救、延误病情，并且过于繁琐的查对易导致护士执行不力。

综上，“三查七对”制度是护理工作中的核心制度之一，但已不能完全满足当前形势下临床正确查对确保患者安全的需求。

参考文献

[1]Donaldson L J,Kelley E T,Dhingra-Kumar N,et al. Medication Without Harm: WHO' s Third Global Patient Safety Challenge[J]. Lancet,2017,389(10080):1680-1681.

[2]许敏,胡娟,黄莉莎.应用行为改变理论提高护生查对依从性的研究[J].中国实用护理杂志,2016,32(30):2384-2387.

[3]陆鹰.移动护理信息系统在护理安全中的应用进展[J].中国护理管理,2015,15(S1):33-35.

[4]Wang G Y. Reasons for medication errors and preventitive measures [J]. Hosp MGT Forum,2015,32,(1):55-57.

[5]黄运燕,李云霞,曹承赞,等.护理人员发放口服药查对行为现状的调查分析[J].当代护士(中旬刊),2020,27(6):115-118.

[6]冉玉芹.查对错误护理不良事件原因分析与对策[J].中西医结合护理(中英文),2017,3(1):129-131.

[7]王小燕.实习生静脉输液操作中存在的问题及对策[J].四川解剖学杂志,2014,22(3):27-28.

[8]戴文慧.静脉输液药物配置查对与护理安全[J].临床医药文献电子杂志,2019,6(62):100.

[9]程赞.健全手术室护理查对制度对降低手术室护理纠纷效果[J].

医学理论与实践,2019,32(14):2315-2316.

[10]蒋红,黄莺,王桂娥,等.医疗失效模式与效应分析在医院口服给药安全管理中的应用[J].中华护理杂志,2010,45(5):394-396.

[11]霍世英,黄叶莉,蔡伟萍,等.临床病人安全用药的管理方法与效果[J].护理管理杂志,2012,12(5):370-371.

[12]臧冬斌. 医疗事故罪研究[D].武汉大学,2002.

[13]朱海红,李振苏,连晋梅.个人数字助理扫描技术在降低护生护理差错中的应用研究[J].中国药物与临床,2020,20(9):1558-1560.

[14]Alsulami Z,Conroy S,Choonara I. Double checking the administration of medicines: What is the evidence? A systematic review[J]. Archives of Disease in Childhood,2012,97(9):833-837.

[15]Ward M. National Quality Forum 30 Safe Practices: Priority and Progress in Iowa Hospitals[J]. American Journal of Medical Quality,2006,21(2):101-108.

[16]史婷奇,刘莉.基于JCI标准和“三查七对”制度谈患者身份识别[J].江苏卫生事业管理,2017,28(6):150-151+156.

[17]中国医院协会患者安全目标(2019)[J].中国卫生质量管理,2019,26(25):25.

[18]单娃. 实习护生查对制度落实现状及相关影响因素研究分析[D].山东大学,2018.

[19]司菲,钱志刚,胡曼曼.追情中国护理史[J].医学与哲学(A),2018,39(9):94-97.

[20]黎秀芳.我的毕生追求(一)[J].中华护理杂志,1988,{4}(5):264-265.

[21]赵丽,孙峥,姚远,等. HIMSS信息平台联合“三查七对”在降低患者身份识别错误率中的应用[J].中国医疗设备,2019,34(8):112-114+119.

[22]Nancy D,Carolyn A,Moshe F,et al. Improving medication administration safety:using naïve observation to assess practice and

guide improvements in process and outcomes[J]. Journal for healthcare quality:official publication of the National Association for Healthcare Quality,2014,36(6).

[23]李桂宝,文勇,许素芃,等.患者参与身份识别在门诊静脉输液中的应用[J].当代护士(中旬刊),2014,{4}(2):181-182.

[24]Alsulami Z,Choonara I,Conroy S.Adherence of paediatric nurses to double checking process steps during medication administration in a children's hospital:an observational study[J]. Archives of disease in childhood,2013.

[25]王秀兰,王桂兰.查对制度在中医科的应用效果探讨[J].当代护士(中旬刊),2017,{4}(5):180-182.

[26]贾云霞,林晓莉,王瑛琳,等.改良查对方法在儿科静脉输液操作中的应用效果[J].中华护理杂志,2013,48(11):983-985.

[27]张翠姣,赵竞飞,杨春华,等.标准化床边查对流程在护理安全管理中的应用[J].当代护士(上旬刊),2017,4(10):176-178.

[28]史婷奇,刘莉.基于JCI标准和“三查七对”制度谈患者身份识别[J].江苏卫生事业管理,2017,28(6):150-151+156.

第二节 医院信息系统与智慧护理

医院信息系统（Hospital Information System，HIS）在国际学术界已被公认为新兴的医学信息学（Medical Informatics）的重要分支。美国该领域的著名教授莫理斯·科伦（Morris. Collen）于1988年曾为医院信息系统下了定义，即利用电子计算机和通信设备，为医院所属各部门提供患者诊疗信息和行政管理信息的收集、存储、处理、提取和数据交换的能力，并满足所有授权用户的功能需求[1~3]。随着时代的进步、科学技术的飞速发展，“互联网+”、人工智能、物联网、大数据等信息技术迅猛发展并在医疗领域有深度应用，电子识别技术的发展，患者身份确认的方法已经由传统的确认方法向更加简单方便的电子识别方法转变，条形码识别、射频识别、面部识别技术等均应用于临床患者的身份识别[4]。20世纪90年代，国外开始在临床工作中应用移动护理信息系统，护理人员可以应用多种移动护理设备来提高临床工作效率[5]。基于个人数字化助理（Personal Digital Assistants，PDA），即掌上电脑，作为一种新查对辅助数字工具，在临床护理工作中成为重要的工具并得到广泛应用[6，7]。坎马尼亚M（Khammarnia M）等[8]针对14篇文献进行统计分析，结果显示：在医院使用腕带条形码药物扫描可显著降低医疗差错的发生率，由于患者的安全是世界卫生组织的主要目标，建议使用一个独特的患者识别码，包括名称、病历编号和财务编号。

而在国内，2002年，北京协和医院试行移动护理信息系统[9]，2005年5月，解放军总医院开始在6个病区使用移动护理信息系统，同年解放军第251医院合作开发了“移动护士工作站”[10，11]。2012年，中国人民解放军第92医院采用移动网络技术通过PDA与医院信息系统无线连接集成在移动护士工作站中，建立临床护理信息化平台，使部分功能前移，实现了护理治疗中的标识、查对、记录的自动化[12]。

在“互联网+”医疗趋势下，移动智能终端也开始在医疗领域广泛应用，国家卫生计生委印发《全国护理事业发展规划（2016—2020年）》，持续推进优质护理服务，更加体现了“以患者为中心”的服务理念，这对护理软件的设计、使用和体验提出了更高层次的要求，要求护理信息系统能“理解”护士和护理业务，因此，基于云计算、微服务、移动4G等软硬一体化的智慧护理系统应运而生。

移动护理系统通过无线技术（MLAN）、条码技术（Barcode）和移动计算等技术的应用，使用手持数据终端（PDA），将医院各种信息管理系统通过无线网络与PDA连接，实现护理人员在病床边实时输入、查询、修改患者的基本信息、医嘱信息、生命体征等功能，实现了快速检索患者的护理、营养、检查、化验等临床检查报告信息[13~16]。同时，移动护理系统还可以将二维条码标识技术应用于患者腕带，通过EDA附加的条码识别设备扫描腕带信息，准确地完成出入院、临床治疗、检查、手术、急救等不同情况下的患者识别，护士通过EDA执行医嘱，通过条码技术实现患者身份和药物身份的双重核对[17]。

经查阅文献，利用移动互联网技术、物联网技术优化患者身份识别流程、建立查对体系已有报道。浙江绿城医院按照JCI认证要求，制订让入院患者佩戴印有高质量二维条码的腕带的流程，腕带上的条码作为患者在整个住院期间有效身份识别标志，结合移动设备EDA（MC50），确保正确的手术、操作实施在正确的患者身上[18，19]；武汉大学人民医院骨科病区在现有的医院信息系统（HIS）

的基础上，制订了将个人手持设备（PDA）、患者二维码腕带应用在静脉输液治疗中的流程，提高了静脉输液的安全性和工作效率[20，21]；陆军军医大学大坪医院以现有计算机信息系统为基础，设计 RFID 手术患者安全的硬件、软件结构，并制订手术患者安全辨识标准作业流程，以实现手术患者安全的信息化管理[22]；罗马尼亚 E-very 医院以现有计算机信息系统为基础，将 RFID 技术应用于急诊医疗中，通过优化医院工作流程，实现对患者身份的识别[23]；应用人脸识别技术实现对患者身份的识别[24，25]。移动护理系统的普及逐渐显示出多种优点[26~28]，但是在临床辅助查对制度执行过程中也凸显了一些缺陷和亟须解决的问题。

首先，在全球范围内，针对移动护理系统辅助查对执行“服药、给药、注射”等护理行为，没有一个统一执行的规范和标准。比如，JCI 标准中有关患者身份识别的制度过于笼统。在国外，针对各种不同的护理场景及护理行为并没有一一给予规范；而在国内，各医院信息化水平不一致，如何具体落实则还需要护理同仁的进一步研究并加以规范。

其次，近年来移动工作站及具有扫描功能的手持终端 PDA 的使用虽已成为趋势[29]。但是，目前国内大部分医院信息化程度还较低，未能建立电子识别所需要的软硬件环境；即使使用电子识别技术的医院，PDA 的使用及医护人员人工核对的环节只是单纯的操作叠加，在一定程度上增加医护人员的工作量，并没有实现技术与人的真正结合。基于医院信息化平台，利用移动互联网技术、物联网技术，根据不同医院信息化程度，优化流程，通过 AI 技术与人的结合，建立个性化、可操作和可推广的查对体系尚未见国内外公开文献报道。

医院护理信息化实现了从移动护士站到智慧护理的优化、创新，但在曲靖市第一人民医院各科室护士使用的 HIS 系统中的护理模块，其功能和设计已经满足不了护理工作日益精细化、高效率的诉求，基于传统HIS系统的护理信息化流于表面，护士实际工作中只是录入和打印，仍有大量繁琐的手抄转录的手工作业，在工作效率和护理质量上并未有实质的提升，现有的工作流程也有待改良。人力方面，护士工作量越发超载，负担日益加重；超负荷工作，技能还得不到提升；护士分工多是功能制，各班护士衔接不流畅；护士考核无依据，情绪波动大、能动性差。流程方面，医嘱转抄、校对，打印贴瓶、配药核对、床旁核对，医嘱执行等护理环节经常出现遗漏或差错，还查不到问题的源头和责任人，护理质量长期得不到提升。效率方面，大量的手抄转录记录本，贴瓶、核对、执行、记录等几乎每一个环节，都在拖慢护士的工作进度，延长护士的下班时间。责任制方面，在推进责任制整体护理的过程中，功能制护理一直存在，影响着护士分工和层级管理，责任落实不到位，护理质量也无法保障，整体护理难有实质性进展。具体包括两个模块，电脑客户端：患者管理、医嘱管理、护理文书（录入、查看与打印）、打印患者腕带、打印药物瓶贴、床位管理、护理计划；手持PDA客户端：医嘱核对（临时医嘱、长期医嘱、新开医嘱、输血核对、长期服药、长期输液、长期注射、长期治疗）。医嘱执行方面，可实现同步HIS医嘱，按医嘱类别查询；瓶贴打印；摆药核对、今日新开核对。瓶贴打印方面，可快速批量打印完所有的瓶贴，完成打印瓶贴。用药核对方面，护上[illegible]对一的核对药物、核对医嘱的时间、新开的瓶贴、配液中心的药液瓶贴，手持PDA于床旁执行护理任务前，快速扫描瓶贴和患者腕带进行扫码核对。

《医疗质量安全核心制度要点》（国卫医发〔2018〕8号文件），明确要求，医疗机构的查对制度应当涵盖患者身份识别、临床诊疗行为、设备设施运行和医疗环境安全等相关方面。分析医院现有给药流程、查对制度，并不能实现闭合式的管理，为确保患者用药安全，基于现有信息水平，利用新系统、智能设备等，重新构建护理流程并形成新的操作规范。从医嘱执行、“三查八对”等方面，建立规范的查对流程，逐步改良现有护理业务，助推医院护理信息化,利用手持PDA扫码核对,高效辅助护士“三查八对”,确保护理任务无遗漏、执行无差错，消除或减少安全风险事件的发生尤为重要。

参考文献

[1]许燕.国内外护理信息化实践现状[J].中国护理管理,2010,10(5):11-14.

[2]韦金翠.云计算下手术室移动护理信息系统的构建与临床应用评价［D］.南京中医药大学,2017.

[3]Collen M F. A brief historical overview of hospital information system (HIS) evolution in the United States[J].International journal of bio-medical computing,1991,29(3-4):169.

[4]M H R,Husain P,Christopher,et al.Canned Comments in the Hospital Laboratory Information System Can Decrease Microbiology Requests[J].American Journal of Clinical Pathology,2021(prepublish).

[5]Lu Y C,Xiao Y,Sears A,et al.A review and a framework of handheld computer adoption in healthcare[J].Int J Med Inform,2005,74(5):409-422.

[6]Carroll A E,Christakis D A.Pediatricians' use of and attitudes about personal digital assistants[J].Pediatrics,2004,113(2):238-242.

[7]Gillingham W,Holt A,Gillies J.Hand-held computers in healthcare:what software programs are available[J].N Z Med J,2002,115(1162):U185.

[8]Khammarnia M,Kassani A,Eslahi M.The efficacy of patients' wristband bar-code on prevention of medical errors a metaanalysis study[J].

Appl Clin Inform,2015,6(4):716−727.

[9]杨洁,冯煊.北京协和医院首创“移动护理”[J].当代医学,2005(8):64−67.

[10]Xu Y.Present situation of nursing informatization practice at home and abroad[J].Chinese Nursing Management,2010,10(5):11−14.

[11]钱桂香.护理信息化建设现状与发展趋势[J].中国护理管理,2008,8(12):16−18.

[12]陈瑞敏,黄晓兰,许娟.移动护士站在临床中的应用及体会[J].医学信息,2012,11(25):378.

[13]徐晓林,胡晓晓,袁欣,等.移动互联网随访系统结合希望理论在肺癌术后患者护理中的应用[J].护理实践与研究,2021,18(10):1542−1545.

[14]韩明华,侯青敏,汪银银,等.基于移动终端智慧护理信息系统在儿科临床护理工作中的应用实践[J].中国临床护理,2021,13(6):333−336.

[15]欧阳琳.“互联网+护理”背景下我国移动护理信息管理系统建设研究进展[J].卫生软科学,2021,35(6):68−71+76.

[16]张业玲,卜晓佳,张景莲,等.智慧型闭环移动护理管理系统在临床用血质量管理中的应用[J].中国输血杂志,2021,34(4):420−423.

[17]姚亚春.移动护理信息系统下住院患者身份识别流程的改进[J].护理学杂志,2014,29(6):12−13.

[18]汪觉民,胡顺福.遵循JCI认证的医疗物联网实践与体会[J].中国医疗器械信息,2011,17(12):5−8.

[19]陈丽,谢军姣,郭三兰.二维码腕带识别提高住院患者服药安全性[J].护理学杂志,2014,29(6):14−15.

[20]麦瑶,李建平.个人手持设备在静脉输液中的应用[J].华南国防医学杂志,2016,30(3):181−183.

[21]贾云霞,林晓莉,王瑛琳,等.改良查对方法在儿科静脉输液操作中的应用效果[J].中华护理杂志,2013,48(11):983−985.

[22]刘洋,黄昊,吴东东,等.射频识别系统在手术患者安全管理中的

应用[J].中国卫生质量管理,2019,26(2):82-85.

[23]Turcu C,Cerlinca T,Ungurean I.Improving Efficiency in Patient Identification and Monitoring Using RFID and Multi-agent Technologies[C].Proceedings Of The 2Nd Wseas International Conference On Biomedical Electronics And Biomedical Informatics,2009.

[24]Mehra S,Khatri A,Tanwar P,et al.Intelligent Embedded Security control system for Maternity ward based on IoT and Face recognition[C].IEEE 2018International Conference on Advances in Computing,Communication Control and Networking,2018:49-53.

[25]Verma V,Kansal V,Bhatnagar P.Identification using Facial Recognition[C].International Conference on Futuristic Technologies in Control Systems and Renewable Energy,ICFCR 2020.

[26]吴穗琼,曹晓均.身份识别在产科检验执行中的应用[J].中国数字医学,2019,14(5):71-72,75.

[27]李东英,燕志光,张春荣,等.辅助生殖中电子标签应用于患者身份信息核对及配子的标记识别[J].中华生殖与避孕杂志,2018,38(4):329-332.

[28]沈崇德.物联网技术在无锡市人民医院中的应用[J].中国医院建筑与装备,2020,21(1):23-25.

第二章　标准操作程序

在医院日常工作中，护理人员需要熟悉各种规章制度、指南、标准操作程序（Standard Operating Procedure，SOP）等，并严格落实。Standard Operating Procedure，以下简称“SOP”，可翻译为“标准操作规范”或“标准操作程序”。所谓SOP，就是将某一作业依照操作目的、操作步骤、操作要求，以统一的格式描述出来，从而用来指导和规范操作的过程。

一、标准操作规范的内在特征

SOP是一种程序，是对一个过程的描述，不是一个结果的描述。同时，SOP不是制度，也不是表单，是流程下面某个程序中关于控制点如何来规范的程序。

SOP是一种作业程序，即标准作业指导。SOP是一种操作层面的程序，是实实在在的，具体可操作的，不是理念层次上的东西。

SOP是一种标准的作业程序。所谓标准，在这里有最优化的概念，即不是随便写出来的操作程序都可以称作SOP，而一定是经过不断实践总结出来的、在当前条件下可以实现的最优化的操作程序设计。换言之，所谓的标准，就是尽可能地将相关操作步骤进行细化、量化、优化。细化、量化、优化的度就是在正常条件下大家都能理解又不会产生歧义，其目的在于让操作人员通过相同的程序使得操作结果一致。

SOP不是单个的，是一个体系。虽然我们可以单独地定义每一个SOP，但真正从管理层面来看，SOP不可能只是单个的，必然是一个整体和体系，也是不可或缺的。

二、标准操作规范的5W1H要素

WHAT：需要执行的任务。

HOW：执行此任务所需要的详细步骤。

WHEN：步骤的先后顺序，即：说明某一具体步骤需要的具体时间、要进行下一步所需满足的特定条件。

WHO：表明程序的执行人及所涉及的人。

WHERE：指明使用的仪器、设备、物品及所在位置。

WHY：解释进行此步骤和任务的原因。

三、标准操作规范的建立

标准化的步骤:

1. 经流程及作业标准化。

2. 制定或修订标准作业（程序、办法、表单）。

3. 公告实施。

4. 教育训练。

5. 纳入日常管理。

6. 定期检讨（3~6个月）。

SOP，即标准操作程序，需要与程序/作业标准化明确区分，这两个词语看似相似，实则有着本质的区别。可以这样理解，标准操作程序对于护理人员来说是需要去熟悉的各种规章制度、指南和操作标准，可以视为一种名词性的事物；程序/作业标准化则是在医院现况的基础上，将材料、设备、工作、服务等说明、作业方法、业务程序等依据科学技术和实践经验以及标准操作方式、方法、规定等用书面方式表示，即形成SOP，包括办法、程序书等，通过培训学习有组织性地运用的全过程，是一个不断改善的循环过程。

董军在《日常持续改进》一书中提出，针对医院工作标准，制度要从做中来、从错中来、从查中来、从防中来。“从做中来”即强调“写自己所做的，做自己所写的”，是要解决“怎么干、先干什么、正常情况下怎么做、特殊情况下怎么做”这些问题，改变制度不细致、不贴切、与实际操作不符的情况。“从错中来”的意思是如果发生了错误，找到了根本原因，并把它纠正了，这还不够，还应该在制度和流程上进行改进。“从查中来”是指日常的质量检查常常会发现许多质量问题，人们大多是盯住问题进行改进，却很少把质量改进措施最终落实到制度上。这就是为什么同一个问题这次改进了、下次又会重新发生的缘故。“从防中来”是指从别人的教训中得到启示，尽管没有发生这样的错误，也一定要学会从他人间接的教训中获得标准。建立了规章制度，要做到标准化作业，最好的方式是将制度信息化，进行全员规范化培训，确保每个人都知道在哪里可以查到标准。综上，护理工作要实现标准化，需要护理人员在日常工作中不断发现问题、总结经验，通过对实际情况和标准的对比，发现问题，对现有流程、制度提出创造性的改善意见，通过验证实施，最终形成新的标准，通过培训学习，让全体护理人员统一执行。

第三章　标准操作规范与运用实践

丰田公司标准化作业之父加藤功（Lsao Kato）先生曾说：“在开展标准化作业之前，必须先搞清楚作业标准。”简单来说，作业标准化就是作业标准，而标准化作业则是按照标准实施，简称标准化。护理人员的作业标准就是护士熟悉的规章制度、指南、标准操作程序等。在护理工作中，一旦发现问题，追根溯源，会发现实际情况是没有制度或者制度不适用。就像前面提到的“三查七对”制度是护理工作中的核心制度之一，但已不能完全满足当前形势下临床正确查对确保患者安全的需求。为确保患者安全，提升护理质量，结合医院目前的信息化水平，我们针对护理工作中最常见的操作问题编写了标准化作业书，并试图努力达成操作的标准化。

第一节　查对制度精细化管理

一、肿瘤科科室查对制度

1. 执行医嘱，严格“三查八对”“一注意”。“三查”：服药、注射及各种治疗执行前、中、后各查对一次。“八对”：对床号、姓名、药名、剂量、浓度、时间、用法、药品有效期。“一注意”：注意用药后反应。

2. 清点药品时和使用药品前，应检查药品质量、标签、失效期和批号。如不符合要求，不得使用。

3. 给药前注意询问有无过敏史。使用毒麻精神药品要经过反复核对。

4. 摆药注意“四不用”：不用无标签或标签不清的药物；不

用变色、浑浊或有沉淀的药物；不用可疑的药物；不用内服、外用、剧毒药物的标签与药瓶混淆的药物 。

5. 静脉输液应注意查对：液体名称及有效期；玻璃瓶有无裂痕，瓶盖有无松动；液体有无变色、浑浊、沉淀；一次性医用输液器有无过期，是否清洁，有无异物，包装袋有无破损、漏气；使用多种药物时注意配伍禁忌及用药后反应。

6. 输血应注意：输血前须经两人共同执行“三查八对”并签名（“三查”：血制品有效期、血制品质量、输血装置是否完整；“八对”：床号、姓名、住院号、血袋号、血型、交叉试验结果、血制品种类、剂量）。查对供血者条形码、血型、血瓶号、血量、采血日期，血液有无凝块、溶血，血袋有无破损等。取血后在30min内输入，输血开始，应观察患者5~10min，患者无异常方可离开。患者输血过程中必须严密观察输血反应，发现异常及时报告医师处理。输血完毕，血袋保留24h。

二、严格执行查对制度

护理人员实施治疗必须树立责任心，并增强风险防范意识，以严谨、细致的工作态度从根本上减少注射差错的发生，而严格执行查对制度是有效防止差错发生的关键。具体做到：

（一）医嘱查对正确

医嘱查对在护理过程中是防范差错事故必不可少的关键环节，是护理安全的重要保证。医嘱查对要做到全面核对医嘱内容，由双人核对并在医嘱单上签名，对有疑问的医嘱必须核实方可执行。

责任者：主班护士。

医嘱查对措施：

1. 接到医嘱之后转抄医嘱，核对医嘱（核对医嘱类型、开始时间、药品名称、剂量、使用途径、执行次数、执行时间、普通静滴/连续静滴的滴数、计价），确保医嘱的准确性。对医嘱有疑问的时候，要及时与医生沟通，确定医生下的医嘱是正确的之后才能执行。

2. 医嘱查对时，注意核查药物的规格、有无配伍禁忌、特殊药物的使用顺序、使用途径等。药物剂量太大、太小要和医生进行确认，确保无误。

3. 医嘱需双人核对，主班核对医嘱、打印医嘱标签以后，拿医嘱标签到治疗室跟治疗班核对准确无误后，再由治疗班进行配药。针对特殊药物及药物的特殊使用途径需着重核对、交接。

4. 主班人员当班还需完成患者的费用核对、补记，准确记录患者费用，对多收、错收的费用及时清退。

5. 麻醉、精神类药物需严格核对医嘱、处方，并填写《×××医院临床科室麻醉、第一类精神药品使用登记表》，在核对护士栏目签字。

（二）正确核查药物质量

责任者：治疗班。

药物质量查对措施：

1. 治疗班清点药品和使用药品前，应检查药品质量、标签、失效期和批号，如不符合要求，不得使用。

2. 静脉输注的药物，在配置前务必查对：①液体名称及有效期；②玻璃瓶有无裂痕，瓶盖有无松动；③检查液体有无变色、浑浊、沉淀；④有无配伍禁忌。注意四不用：①不用无标签或标签不清的药物；②不用变色、浑浊或有沉淀的药物；③不用可疑的药物；④不用内服、外用、剧毒药物的标签与药瓶混淆的药物。

3. 治疗班护士认真完成高警示药品核对，急救药品、物品检查，患者自备药品核对，认真填写相应的登记表，并对以上药品进行严格交接。梳理近效期药品，严格登记，及时更换；对照备用药品管理规范每周对备用药品检查一次，护士长每月检查一次。

（三）严格执行患者身份识别查对制度，正确执行医嘱

责任者：责任护士。

责任护士为患者服药、注射、输液、标本采集等操作必须正确认执行医嘱，严格落实“三查八对”、一注意。“三查”：服药、注射及各种治疗执行前、中、后各查对一次。“八对”：对床号、姓名、药名、剂量、浓度、时间、用法、 药品有效期，注意用药后反应。

1. 严格执行患者身份识别查对制度

（1）责任护士在进行一切护理操作时必须严格执行患者身份识别查对制度，确保对正确的患者进行正确的操作。

（2）患者入院后佩戴腕带，腕带佩戴前必须核查无误。

（3）对患者的身份识别至少采用两种以上识别方式，同时使用询问患者姓名、床头卡、手腕带、医嘱标签、PDA 扫描二维码等进行核对。

①对有沟通能力的患者实行双向核对法：通过询问，让患者自己说出自己的名字，确认无误后，PDA 扫描患者腕带上的二维码，然后再扫描输液瓶上的输液标签二维码，确认无误后方可执行。

②对于无沟通能力的患者，如昏迷、意识不清、无自理能力的患者，可由家属陈述患者姓名，确保信息核对的准确，核对患者手腕带，PDA 扫描患者腕带上的二维码，然后再扫描输液瓶上的输液标签二维码，确认无误后方可执行。

2. 正确执行医嘱

（1）责任护士在执行操作时严格落实“三查八对”“一注意”。“三查”：服药、注射及各种治疗执行前、中、后各查对一次。“八对”：对床号、姓名、药名、剂量、浓度、时间、用法、药品有效期。“一注意”：注意用药后反应。

(2)责任护士在给药前注意询问有无过敏史。使用毒麻、精神药品要与主班护士反复核对无误后方可执行，同时填写《×××医院临床科室麻醉、第一类精神药品使用登记表》。

(3)护士为患者服药时必须核对床号、姓名、药名、剂量、用药时间、用法、药品有效期，告知患者用药注意事项。

(4)责任护士在为患者静脉输液前注意查对：①液体名称及有效期；②输液瓶有无裂痕，瓶盖有无松动；③检查液体有无变色、浑浊、沉淀；④一次性医用输液器有无过期，是否清洁，有无异物，包装袋有无破损、漏气；⑤使用多种药物时注意配伍禁忌及用药后反应。同时认真落实“三查八对”“一注意”。“三查”：输液执行前、中、后各查对一次。“八对”：对床号、姓名、药名、剂量、浓度、时间、用法、药品有效期。“一注意”：注意用药后反应，告知患者相关注意事项。针对特殊药物还需核对输液顺序，正确执行医嘱，确保药物疗效。

(5)输血或血制品时必须严格执行输血查对制度，注意：输血前须经两人共同执行“三查八对”并签名（“三查”：血制品有效期、血制品质量、输血装置是否完整；“八对”：床号、姓名、住院号、血袋号、血型、交叉试验结果、血制品种类、剂量）。查对供血者条形码，血型，血瓶号，血量，采血日期，血液有无凝块、溶血，血袋有无破损等。取血后在30min内输入，输血开始，应观察患者5~10min，无异常方可离开。患者输血过程中必须严密观察输血反应，发现异常及时报告医师处理。输血完毕，瓶内余血保留24h。

(6)标本采集时，主班处置医嘱，打印检验条形码标签，与标本采集护士双人核对后再粘贴检验条形码标签。标签粘贴需严格遵循医院下发的《检验科标本采集与运送》相关要求执行，采集标本前再次核对检验条形码标签粘贴是否正确。确认无误后，采用两种以上方式严格查对识别患者身份，确认患者身份无误后

PDA 扫描患者腕带上的二维码，再扫描检验条形码标签，确认无误后方可执行。

(7) 患者床头卡护理等级、饮食信息必须与医嘱相符，每班护士下班前更新出院、新入患者床头信息。每周一、周四务必核查所管全部患者的床头信息。

三、查对制度落实率督查

科室在护士长领导下成立以质控组为主的三级质控，严格督查科室查对制度落实情况，将查对制度执行率纳入绩效管理，赏罚分明。为更好地落实督查工作，科室制订了肿瘤科制度落实情况专项检查表，如下：

肿瘤科查对制度落实情况专项检查表

检查时间	项目	护士姓名	转抄医嘱双人查对	操作前查对			操作中查对					操作后查对					应查对总项次	落实率(%)
				查对医嘱	检查药品药物配伍禁忌有效期	检查治疗用物质量及有效期	患者或家属陈述姓名	查对腕带或床尾卡信息	同时使用姓名、年龄	药名、剂量、浓度、给药时间及途径	输注速度	患者或家属陈述姓名	查对腕带或床尾卡信息	同时使用姓名、年龄	药名、剂量、浓度、给药时间及途径	输注速度		

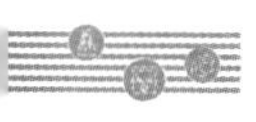

第二节　标准操作规范与运用实践

一、口服药发放标准操作规范建立与实践

口服给药是指药物经口服后被胃肠道吸收入血，通过血液循环到达局部或全身组织，达到治疗疾病的目的。

（一）评　估

1. 患者病情、治疗情况、服药史及药物过敏史。

2. 患者的意识状态、自理能力、合作程度。

3. 患者对给药计划的认识。

4. 患者有无口腔、食道疾病，有无恶心、呕吐症状及程度，有无吞咽困难。

（二）准　备

1. 操作人员准备：着装整齐，洗手、戴口罩（佩戴工作证、挂表，红、黑两色笔，签章）。

2. 患者准备：充分告知患者及家属口服给药的目的、方法、注意事项、配合要点，确保患者知情同意并配合操作。

3. 物品准备。

口服给药用物：口服药清单，药品放置篮，药品，发药车，手消毒液，手电筒，PDA 扫描仪，第一类精神药品使用登记本，第二类精神药品使用登记本，贵重、特殊药品使用登记本，口取纸。

4. 药品准备：普通药品（经住院药房摆药机摆药）第一类、

第二类精神药品，特殊、贵重药品。

5. 环境准备：清洁、安静、光线适宜。

（三）操作要点

1. 领取口服药至病区

当班护士与住院药房药剂师双人核对（科室、发药日期、药品名称、数量）无误后，将药品取回病区。未经摆药机摆药的散装药品使用口取纸注明床号、姓名、用法、日期，将所有药品分别放置在责任组（A、B、C）的药品放置篮内。

2. 给药前核对

责任护士 A 与责任护士 B 双人核对（治疗室）。

地点：发药车（治疗室）。

人员：责任护士 A、责任护士 B。

相关物品：口服药清单，药品，药品放置篮，发药车，手消毒液，手电筒，PDA 扫描仪，第一类精神药品使用登记本，第二类精神药品使用登记本，贵重、特殊药品使用登记本，红、黑两色笔。

核对内容：床号、姓名、药名、数量、用法、用量、时间、有效期，注意用药后的反应及配伍禁忌。如有疑问立即与主管医生、主班护士和住院药师联系，准确无误后方可进行发药。（责任护士 A 与责任护士 B 分别执口服药清单和药品，进行双人核对）

核对后处置：核对无误后将药品放入发药车相对应的床号分隔盒内，第一类、第二类精神药品和特殊贵重药品，需在相应的使用登记本上签字确认。

3. 口服给药

责任护士 A 或责任护士 B 至病房为患者发放口服药。

地点：病房。

人员：责任护士 A 或责任护士 B。

相关物品：口服药清单，发药车，手消毒液，手电筒，PDA

扫描仪，第一类精神药品使用登记本，第二类精神药品使用登记本，贵重、特殊药品使用登记本，红、黑两色笔。

核对内容：给药时由责任护士 A 或责任护士 B 携用物至病房，先询问患者姓名以确认患者身份（如患者处于昏迷、意识模糊或言语障碍时，需要与其近亲属共同进行确认），进行“三读”，读姓名、性别、年龄；“三查”，查手腕带、床头卡、口服药清单。查对无误后用 PDA 扫描执行。具体流程如下：

【口服给药技术操作流程】携发药车至患者床旁→核对患者身份→解释（药品名称、作用、给药目的）→ PDA 扫描核对→对照口服药清单将药品发放给患者→再次核对患者身份→看服到口→待患者服药后再次核对患者身份→告知服药的注意事项→携发药车返回治疗室→整理用物→已发放与未发放口服药在口服药清单上做好标记注明并交班→发药车上锁→洗手或手消毒→特殊给药在护理记录单上记录→巡视病房观察药物疗效和不良反应。

给药后处置：已发放的口服药在口服药清单上床号、姓名处打“黑色勾”标记，未发放的口服药在口服药清单上床号、姓名处打“红色圆圈”标记。发放第一类、第二类精神药品时需两名护士核对无误后在相应的登记本上签字确认，发放特殊、贵重药品时需患者在相应的登记本上签字确认。患者出院带药必须交代服药的注意事项，洗手、记录，按要求巡视病房。

（四）操作评价

1. 严格执行查对制度，符合口服给药相关制度。
2. 与患者沟通交流语言文明、通俗易懂、态度和蔼。
3. 安全正确给药，合理掌握给药时间，药品发药到手、看服到口。
4. 口服特殊药物应严密观察疗效及不良反应。
5. 患者舒适，知晓给药的目的及注意事项。

（五）注意事项

1. 严格执行两人查对及“三查八对一注意”制度（“三查”：给药操作前、给药操作中、给药操作后查对。“八对”：床号、姓名、药名、药品浓度、剂量、用法、有效期和给药时间。“一注意”：注意用药后的反应及配伍禁忌）。

2. 对有口腔、食道疾病，恶心、呕吐症状、吞咽困难的患者，应充分评估是否能进行口服给药。

3. 严格执行口服给药相关制度，根据医嘱准确给药，对有疑问的医嘱，应及时向医生提出，切不可盲目执行。

4. 发放两种以上口服药时要注意药物的相互作用及配伍禁忌。

5. 缓释或者控释片、肠溶片、胶囊口服时不要研碎，舌下含片应放在舌下，或两颊黏膜与牙齿之间，待其溶化。

6. 口服给药后观察药物疗效及不良反应，如有异常立即停用并报告医生，做好记录、封存检查等。

7. 如发现给药错误，严重不良反应、过敏等，应及时报告、处理，积极采取补救措施，并向患者做好解释工作。

（六）健康教育

1. 向患者说明口服给药的用药目的、作用、疗效及不良反应。

2. 鼓励患者参与用药安全，严格按照医嘱执行口服给药。

3. 嘱患者不要擅自增减药量或者停药。

4. 向患者告知药物的不良反应。一旦出现不适症状，应及时告知医生和护士。

5. 出院带药患者应告知药品保管的要求，口服药的给药剂量、给药时间，不良反应的观察，定期随访的必要。

二、静脉输液标准操作规范建立与实践

静脉输液是将大量无菌溶液或药物直接输入静脉的治疗方法。

（一）评　估

1. 患者评估：①评估患者输液目的、药物作用；②患者的病情、身体状况、年龄、药物过敏史；③心理状态及配合程度；④穿刺部位的皮肤、血管及肢体活动情况。

2. 环境评估：清洁、安全、光线充足、利于无菌操作。

3. 用物评估：一次性用物均在有效期内。

（二）准　备

1. 操作人员准备：着装整齐，洗手、戴口罩（佩戴工作证、挂表，红、黑两色笔，签章）。

2. 患者准备：充分告知患者及家属静脉输液的目的、方法、注意事项、配合要点，确保患者知情同意并配合操作；排空大小便，取舒适卧位。

3. 物品准备

（1）常备物品：肝素封管液、锐器盒、手消毒、污物筐。

（2）输液用物：治疗盘（PDA、污物缸、一次性使用输液器、医用输液贴、医用棉签、一次性静脉输液针、一次性使用静脉留置针、透明敷贴、肝素帽、消毒压脉带、安尔碘）、医用输液盒、床号牌。

（3）环境准备：清洁、安静、光线适宜。

（三）操作要点

1. 配制液体查对流程

（1）科室配置液体

①保障科护理人员或住院药房药师与治疗班护士交接

地点：病区治疗室。

人员：保障科护理人员或住院药房药师、病区治疗班护士。

相关物品：科室药品摆药单。

核对内容：保障科护理人员或住院药房药师持科室药品摆药单与病区治疗班护士共同核对科室（病区）、发药日期、药品名称、数量、药品规格、药品的质量、药品批号及有效期。核对无误后双方分别在摆药单上确认签字，并注明到科时间。

核对后处置：药品核对无误后摆放于治疗台上，摆药单一式两份，一份放置于治疗室固定位置保存，另一份由保障科护理人员或住院药房药师返回住院药房。

②配置药物

地点：病区治疗室。

人员：治疗班护士。

相关物品：输液标签、药品、治疗盘（安尔碘、75% 乙醇、医用棉签、消毒砂轮、污物缸）、锐器盒、手消、注射器等一次性无菌物品。

核对内容：主班或值班护士校对医嘱后打印输液标签，确保输液标签与医嘱信息一致，无误后将输液标签交给治疗室护士。治疗班护士核对根据输液标签取相应溶液、药品，认真进行“五查”（五查：查溶液名称、浓度、剂量、有效期、溶液质量），并在有效期处打红“√”，加盖个人签字盖章，将输液标签倒贴于液体名称同一面上后查对配制药品的名称、批号、剂量、浓度、效期、质量，核对无误摆药并完成配置，配液结束再进行查对（药名、浓度、剂量、给药途径、有效期），确保无误后在输液标签上打红“√”，并用红笔签署配制时间并加盖配液者个人签章。（注：如为高警示药品需双人签名）

配置后处置：治疗班护士配置结束后，按床号、姓名、用途将药液分类放置于输液盒内，摆放于治疗台上。责任护士准备输液用物，核对床号、姓名后把即将输注的药液置于治疗车上输液框内。

(2) 配液中心配制液体，配送至科室

配液中心配送人员与科室治疗班护士交接液体。

地点：治疗室。

人员：配液中心配送人员与科室治疗班护士。

相关物品：PIVAS 成品输液外送记录表、药液。

核对内容：治疗班护士与配液中心配送人员认真核对配送液体的科室、数量，在 PIVAS 成品输液外送记录表上双方签名确认，并签署送达时间。

核对后处置：治疗班护士按床号、姓名、用途将药液分类放置于输液盒内，摆放于治疗台上，治疗班与责任护士持静脉输液卡双人查对，患者床号、姓名、年龄、液体名称、质量、有效期等。确认无误后治疗班护士在输液治疗卡及药液有效期上打红“√”，并加盖个人签章。责任护士准备输液用物，核对床号、姓名后把即将输注的药液置于治疗车上输液框内。

2. 床旁输液（病房）

地点：病房。

人员：责任护士。

相关物品：治疗车、药液及治疗盘（PDA、污物缸、一次性使用输液器、医用输液贴、医用棉签、一次性静脉输液针、一次性使用静脉留置针、透明敷贴、肝素帽、消毒压脉带、安尔碘）。

核对内容：

操作前核对：输液时由责任护士携输液用物至病房，先询问患者姓名以识别患者身份（如患者处于昏迷、意识模糊或言语障碍时，需要与其近亲属共同进行确认），查输液标签（液体及药物名称、剂量、质量、使用途径、有效期）、手腕带、床头卡信息是否与患者相符。核对无误后在输液治疗卡加盖个人签章，用PDA扫描执行（若PDA扫描手腕带或者扫描输入标签上二维码显示异常，则再次核对患者信息、输液标签、医嘱，并查找原因）。

操作中核对：悬挂液体，排气、穿刺前再次查对患者姓名、腕带信息、液体名称，确认无误后方可进行穿刺输液。

操作后核对：操作结束，再次查对手腕带、姓名、输液标签、滴速，告知患者药物作用、输液注意事项。具体操作流程如下：

【静脉输液技术操作流程】携用物至病房→询问核对确认患者信息→PDA扫描执行→悬挂液体排液→扎压脉带（穿刺点上方10cm）→手消→安尔碘消毒→检查撕开敷贴备用→再次排液、检查输液器内有无空气→操作中核对→去除针套→穿刺（注意操作中询问患者感受，给予患者安慰）→松压脉带→打开调节器→观察滴速→敷贴固定输液针头→再次核对→手消→调节滴数→整理床单元，协助取舒适体位→告知注意事项→放好呼叫器、手消→处置用物→洗手、脱口罩。

输液后处置：加强巡视，严密观察患者有无输液相关不良反应，输液结束再次扫描二维码确认输液结束时间，医疗垃圾严格按照消毒隔离原则分类处理。

（四）操作评价

1. 严格执行查对制度及无菌技术操作。

2. 操作规范、熟练，穿刺一针见血，输液贴固定符合要求。

3. 输液滴数符合医嘱及病情需要。

4. 与患者沟通并做相关健康教育，患者及家属知晓静脉输液的注意事项。

（五）注意事项

1. 严格执行无菌操作及查对制度，预防感染及差错事故的发生。

2. 根据病情需要合理安排输液顺序，并根据治疗原则，按急、缓及药物半衰期等情况合理分配药物。

3. 对需要长期输液的患者，要注意保护和合理使用静脉，一般从远端小静脉开始穿刺（抢救时可例外）。

4. 输液前要排尽输液管及针头内的空气，药液滴尽前要及时更换输液瓶或拔针，严防造成空气栓塞。

5. 注意药物的配伍禁忌，对于刺激性或特殊药物，应在确认针头已刺入静脉内时再输入。

6. 掌握输液速度，一般成人为 40~60 滴 /min，小儿为 20~40 滴 /min。对严重脱水、休克患者可加快速度；对有心、肾疾患，老年、小儿患者输液速度要慢，遵医嘱调节速度。

7. 注意观察输液反应，如有发冷、寒战、皮疹、胸闷等应立即停止输液，更换液体及输液器并查找原因。

8. 输液过程中应按时巡视，注意观察穿刺部位变化及患者主诉，注意观察液体是否输入顺畅，针头有无脱出、阻塞、移位。当发现注射局部肿胀、漏液时，需及时处理或更换注射部位。

9. 若使用静脉留置针输液法，要严格掌握留置时间，一般静脉留置针可以保留 3~5d，最好不要超过 7d。严格按照产品说明执行。

（六）健康教育

1. 向患者说明年龄、病情及药物性质是决定输液速度的主要因素，嘱患者不可自行随意调节输液滴速，以免发生意外。

2. 向患者介绍常见输液反应的症状及防治方法，告知患者一旦出现输液反应的表现，应及时使用呼叫器。

3. 对于需要长期输液的患者，护士应做好患者的心理护理，消除其焦虑和厌烦情绪。

三、静脉输血标准操作规范建立与实践

静脉输血（blood transfusion）是将全血或成分血，如血浆、红细胞、白细胞或血小板等通过静脉输入体内的方法。

（一）评　估

1. 患者病情、年龄、出入液量、心肺功能、输血史及过敏史。
2. 患者的意识状态、自理能力、合作程度。
3. 患者对输血治疗的心理状态和有关知识。
4. 患者局部皮肤组织及血管的情况。
5. 患者的血型、交叉配血的结果、血液质量。

（二）准　备

1. 操作人员准备：着装整齐，洗手、戴口罩（佩戴工作证、挂表，红、黑两色笔，签章）。

2. 患者准备：充分告知患者及家属静脉输血目的、方法、注意事项、配合要点，确保患者知情同意并配合操作；排空大小便，取舒适卧位。

3. 物品准备

(1) 接收血液用物：患者血型报告单、血制品放置篮、血制品。

(2) 输血用物：治疗车、治疗盘、手消毒液、安尔碘、无菌棉签、污物缸、一次性输血器、输液贴、一次性手套（必要时）、PDA、血型报告单、输血科（检测）记录单、血制品。

(3) 血液准备：同型血制品。

(4) 环境准备：清洁、安静、光线适宜。

（三）操作要点

1. 接收血制品

保障科血液送达：责任护士 A 与保障科人员双向核对。

地点：护士站。

人员：责任护士、保障科人员。

相关物品：患者血型报告单、血制品放置篮、血制品。

核对内容：责任护士携患者血型报告单与保障科人员核对日期、科室名称、床号、姓名、住院号、血型、血制品种类、剂量、血袋号。

核对后处置：血制品放入血制品放置篮，放于治疗室治疗台。责任护士放置制品后，携 ××× 医院输血科（检测）记录单至医生办公室请医生开具医嘱，之后至护士站与主班护士核对医嘱，核对无误后打印输血标签，至治疗室准备输血用物［治疗车、治疗盘、手消毒液、安尔碘、无菌棉签、污物缸、生理盐水、一次性输血器、输液贴、一次性手套（必要时）、PDA、血型报告单、输血科（检测）记录单、血制品］。

2. 输血前核对

责任护士 A 与治疗班护士双人核对。

地点：治疗车（治疗室）。

人员：责任护士 A、治疗班护士。

相关物品：治疗车、治疗盘、手消毒液、安尔碘、无菌棉签、污物缸、生理盐水、一次性输血器、输液贴、一次性手套（必要时）、PDA、血型报告单、输血科（检测）记录单、血制品。

核对内容：责任护士 A 与治疗班护士共同核对床号、姓名、住院号、血袋号、血型、交叉试验结果、血制品种类、剂量、血制品有效期、血制品质量、输血装置是否完整，如有疑问立即与血库联系，准确无误后方可进行输血。（核对过程中护士 A 与治疗班护士分别交叉读出核对项目）

核对后处置：核对无误后在治疗卡上的液体名称及血型、血制品种类、剂量上打红“√”，盖个人签章，并于 ××× 医院输血科（检测）记录单签字。

3. 静脉输血

责任护士 A 至病房为患者输血。

地点：病房。

人员：责任护士 A。

相关物品：治疗车、治疗盘、手消毒液、安尔碘、无菌棉签、污物缸、生理盐水、一次性输血器、输液贴、一次性手套（必要时）、PDA、血型报告单、输血科（检测）记录单、血制品。

核对内容：输血时由责任护士 A 携用物至病房，先询问患者姓名以确认受血者（如患者处于昏迷、意识模糊或言语障碍时，需要与其近亲属共同进行确认），进行“三读”，读姓名、性别、年龄；“三查”，查治疗卡、手腕带、床头卡，核对无误后后用 PDA 扫描执行，具体流程如下：

【静脉输血技术操作流程】携输血用物至患者床旁→核对并解释→ PDA 扫描核对→排气→选择血管→消毒皮肤→再次查对→穿刺→固定→调节滴速→输入生理盐水 30~50mL →核对血制品→ PDA 扫描核对→输血→调节输血速度（开始时为 15~20 滴 /min）→观察 15min 无不良反应→根据医嘱调节输血速度（一般成人为 40~60 滴 /min，儿童酌减）→协助患者取舒适体位→向患者交代注意事项→整理床单元→洗手→记录。

输血后处置：责任护士 A 于 ××× 医院输血科（检测）记录单签字，相关用物按医疗垃圾分类原则处置，洗手、记录，按要求严格巡视病房。

4. 输血完毕

再次扫描二维码确认输液结束时间，输入生理盐水冲洗管路→拔针→整理用物→洗手→记录。

（四）操作评价

1. 严格执行查对制度，符合无菌技术、标准预防、安全输血原则。

2. 与患者沟通交流语言文明、态度和蔼。

3. 护士操作过程规范、准确，输血通畅，无血液浪费现象。

4. 观察、处理故障及时、正确。

5. 患者舒适，无不良反应。

（五）注意事项

1. 认真核对化验单后，将标签粘贴在试管上，携带化验单及已贴标签的试管前往患者床边采血。禁止同时采集两个患者的血标本，要严格查对制度，以防混淆，发生差错。

2. 严格执行两人查对及“三查八对”制度。（“三查”：血制品有效期、血制品质量、输血装置是否完整；“八对”：床号、姓名、住院号、血袋号、血型、交叉试验结果、血制品种类、剂量）。

3. 严格执行无菌操作。

4. 输入两瓶以上血液时，两瓶血之间须输入少量等渗盐水。

5. 输血时，血液内不得随意加入其他药品。如钙剂、酸性或碱性药品、高渗或低渗液，以防血液凝集或溶解。

6. 输血过程中，应密切观察有无局部疼痛、有无输血反应。一旦出现反应，应立即停止输血并通知医生，保留余血，以备检查分析原因。

7. 严格掌握输血速度，对年老体弱、严重贫血、心衰患者应谨慎，滴数宜慢。

8. 空血袋装入原塑料袋中保存 24h，患者无输血不良反应再按医疗垃圾分类原则处置。

（六）健康教育

1. 向患者说明输血速度调节的依据，告知患者勿擅自调节滴数。

2. 向患者介绍常见输血反应的症状和防治方法，并告知患者，一旦出现不适症状，应及时使用呼叫器。

3. 向患者介绍输血的适应证和禁忌证。

4. 向患者介绍有关血型的知识及做血型鉴定及交叉配血试验的意义。

第三节　标准化实践

作业标准是指导人们行为的依据和准则，而标准化作业则是按照标准实施，简称标准化。作业标准现被广泛推广执行，其关键在于培训。

护理操作标准的培训不是以讲课方式为主，而是以实际操作和现场演练为主。我们通过反复的培训→实践→效果评价→方法改进→培训寻找最有效的方法，发现老师讲一遍做一遍，学生做一遍，老师评价指出问题，学生反复练习，直到标准化为止，是最佳的方法。通过反复地、标准化地培训，可以加快护理人员对新的护理操作标准的掌握。然而，要真正地实现标准化最关键的地方在于如何让全体护理人员按照标准准确执行，简单来说，标准化的关键在于护理人员按不按标准执行。为确保培训效果，我们成立了教学培训小组并联合科室质控组人员共同完成新标准的培训及质量评价工作。培训老师主要负责护理操作标准的讲解、操作示范、指导学员标准操作等；科室质控组人员则负责督查全科护理人员新的护理操作标准执行情况，具体包括护理人员正确执行率、执行障碍等，并对培训效果进行评价。

本书选择的三项护理操作在临床护理工作中尤为重要，标准化作业书的编写经过了护理人员大半年的时间策划、编写、实践等。在试图努力达成操作的标准化的过程中，出现了执行混乱、连续性中断等各种问题，然而经过反复修订，现被广泛推广执行。三项护理操作标准的建立均以曲靖市第一人民医院信息化水平为基础，在原有的护理操作标准的基础上明确了每一环节核对内容和核对执行者，在患者身份识别环节增加了运用 PDA 扫描二维码环节。同时在用药前增加了 PDA 扫描药物二维码确认执行环节，整个流程重点突出，明确指出了核对的时刻、核对执行者，确保用药安全。

曲靖市第一人民医院肿瘤科针对执行过程中混乱、连续性中断等情况进行了优化，实现了物品标准化（省时、节力），申报了“一种多功能治疗车”“一种带灯光提示功能的发药车”发明创新共两项。同时，从护理人员着装、随时携带物件配物等进行规范，录制视频、全员培训并在实习生、进修生等全面推广实现人员标准化。在着装、配物（笔、手表、个人签章等）统一规范的过程中，为确保护理工作的便捷，发明了两项实用新型专利。

曲靖市第一人民医院目前已发展成为一所集医疗、教学、科研、康复、预防为一体的综合性三级甲等医院，每年有很多的实习生、进修生到肿瘤科学习，编写标准化操作规范对实现临床教学的同质化有很大的帮助。目前，我们的临床教学融入了更多的新元素，正在逐步优化，期待尽快形成完善的标准化培训体系。

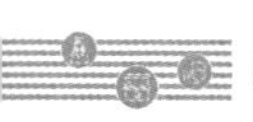

证书号第12797048号

实用新型专利证书

实用新型名称：一种便携式安瓿瓶颈部离断器

发　明　人：张超；母丽霞；岳军

专　利　号：ZL 2020 2 1674695.9

专利申请日：2020年08月12日

专利权人：张超

地　　址：655099 云南省曲靖市麒麟区园林路1号

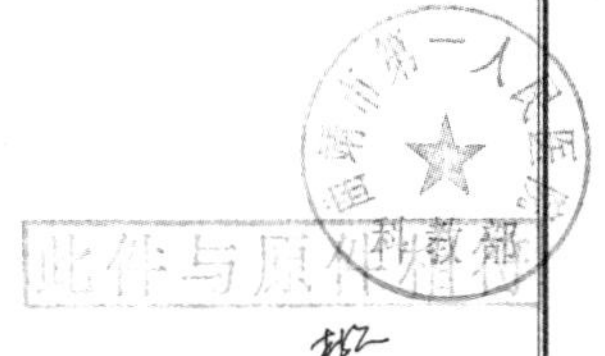

授权公告日：2021年03月26日　　　授权公告号：CN 212799571 U

国家知识产权局依照中华人民共和国专利法经过初步审查，决定授予专利权，颁发实用新型专利证书并在专利登记簿上予以登记。专利权自授权公告之日起生效。专利权期限为十年，自申请日起算。

专利证书记载专利权登记时的法律状况。专利权的转移、质押、无效、终止、恢复和专利权人的姓名或名称、国籍、地址变更等事项记载在专利登记簿上。

局长
申长雨

第1页（共2页）

其他事项参见续页

一种便携式安瓿瓶颈部离断器

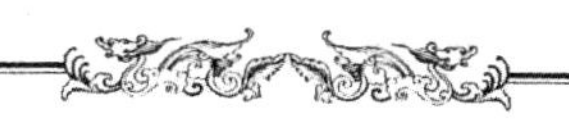

证书号第11696605号

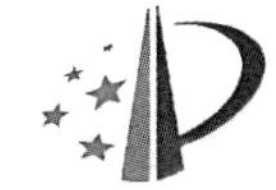

实用新型专利证书

实用新型名称：一种配液用的液体转移针

发　明　人：张超

专　利　号：ZL 2019 2 0229846.0

专利申请日：2019年02月17日

专利权人：张超

地　　址：655000 云南省曲靖市园林路1号曲靖市第一人民医院

授权公告日：2020年10月20日　　　授权公告号：CN 211705317 U

国家知识产权局依照中华人民共和国专利法经过初步审查，决定授予专利权，颁发实用新型专利证书并在专利登记簿上予以登记。专利权自授权公告之日起生效。专利权期限为十年，自申请日起算。

专利证书记载专利权登记时的法律状况。专利权的转移、质押、无效、终止、恢复和专利权人的姓名或名称、国籍、地址变更等事项记载在专利登记簿上。

局长
申长雨

第 1 页（共 2 页）

其他事项参见背面

一种配液用的液体转移针

U0209316